Livro de registo da dor

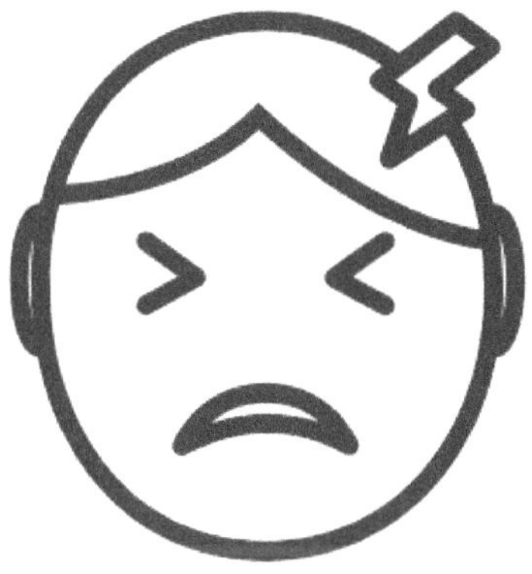

Este livro pertence a:

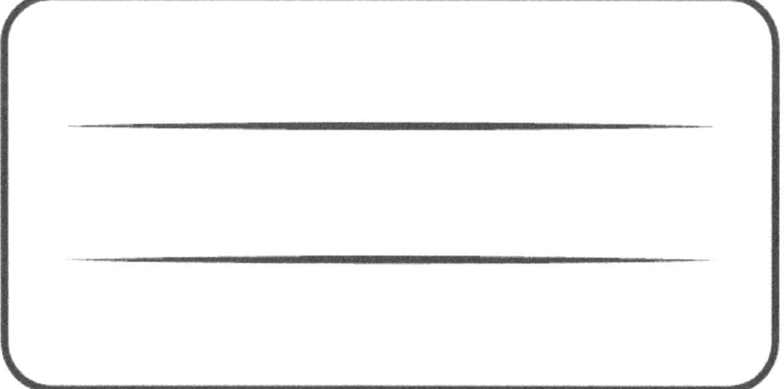

Este livro de registo regista datas, energia, actividade, sono, níveis/área de dor, refeições e muitas outras coisas úteis.

Livro de registo da dor

Data :-		Sef	Tef	Quf	Quf	Sef	Sab	Dom

Área de dor

Início	Fim

Duração

Local do corpo

Frente	Verso
Esquerda	**Direita**

Severidade

1	2	3	4	5	6	7	8	9	10

Início	Fim

Duração

Local do corpo

Frente	Verso
Esquerda	**Direita**

Severidade

1	2	3	4	5	6	7	8	9	10

Início	Fim

Duração

Local do corpo

Frente	Verso
Esquerda	**Direita**

Severidade

1	2	3	4	5	6	7	8	9	10

Energia

☆ ☆ ☆ ☆ ☆

Actividade

☆ ☆ ☆ ☆ ☆

Dormir

☆ ☆ ☆ ☆ ☆

Outros Sintomas	Gatilhos	Medidas de alívio

Comentários

Livro de registo da dor

Data :-		Sef	Tef	Quf	Quf	Sef	Sab	Dom

Área de dor

Início	Fim

Duração	

Local do corpo	

Frente	Verso
Esquerda	Direita

Severidade

1	2	3	4	5	6	7	8	9	10

Início	Fim

Duração	

Local do corpo	

Frente	Verso
Esquerda	Direita

Severidade

1	2	3	4	5	6	7	8	9	10

Início	Fim

Duração	

Local do corpo	

Frente	Verso
Esquerda	Direita

Severidade

1	2	3	4	5	6	7	8	9	10

Energia

☆ ☆ ☆ ☆ ☆

Actividade

☆ ☆ ☆ ☆ ☆

Dormir

☆ ☆ ☆ ☆ ☆

Outros Sintomas	Gatilhos	Medidas de alívio

Comentários

Livro de registo da dor

Data :-		Sef	Tef	Quf	Quf	Sef	Sab	Dom

Área de dor

Energia
☆ ☆ ☆ ☆ ☆
Actividade
☆ ☆ ☆ ☆ ☆
Dormir
☆ ☆ ☆ ☆ ☆

Início	Fim		Local do corpo	
Duração			Frente	Verso
			Esquerda	Direita

Severidade

1	2	3	4	5	6	7	8	9	10

Início	Fim		Local do corpo	
Duração			Frente	Verso
			Esquerda	Direita

Severidade

1	2	3	4	5	6	7	8	9	10

Início	Fim		Local do corpo	
Duração			Frente	Verso
			Esquerda	Direita

Severidade

1	2	3	4	5	6	7	8	9	10

Outros Sintomas	Gatilhos	Medidas de alívio

Comentários

Livro de registo da dor

Data :-			Sef	Tef	Quf	Quf	Sef	Sab	Dom

Área de dor

Início	Fim

Duração	

Local do corpo

Local do corpo	

Frente	Verso
Esquerda	**Direita**

Severidade

1	2	3	4	5	6	7	8	9	10

Início	Fim

Duração	

Local do corpo

Local do corpo	

Frente	Verso
Esquerda	**Direita**

Severidade

1	2	3	4	5	6	7	8	9	10

Início	Fim

Duração	

Local do corpo

Local do corpo	

Frente	Verso
Esquerda	**Direita**

Severidade

1	2	3	4	5	6	7	8	9	10

Energia

☆ ☆ ☆ ☆ ☆

Actividade

☆ ☆ ☆ ☆ ☆

Dormir

☆ ☆ ☆ ☆ ☆

Outros Sintomas	Gatilhos	Medidas de alívio

Comentários

Livro de registo da dor

Data :-	Sef	Tef	Quf	Quf	Sef	Sab	Dom

Área de dor

Início	Fim	Local do corpo	
Duração		Frente	Verso
		Esquerda	Direita

Severidade

1	2	3	4	5	6	7	8	9	10

Início	Fim	Local do corpo	
Duração		Frente	Verso
		Esquerda	Direita

Severidade

1	2	3	4	5	6	7	8	9	10

Início	Fim	Local do corpo	
Duração		Frente	Verso
		Esquerda	Direita

Severidade

1	2	3	4	5	6	7	8	9	10

Energia

☆ ☆ ☆ ☆ ☆

Actividade

☆ ☆ ☆ ☆ ☆

Dormir

☆ ☆ ☆ ☆ ☆

Outros Sintomas	Gatilhos	Medidas de alívio

Comentários

Livro de registo da dor

Data :-		Sef	Tef	Quf	Quf	Sef	Sab	Dom

Área de dor

Início	Fim	Local do corpo	
Duração		Frente	Verso
		Esquerda	Direita

Severidade									
1	2	3	4	5	6	7	8	9	10

Início	Fim	Local do corpo	
Duração		Frente	Verso
		Esquerda	Direita

Severidade									
1	2	3	4	5	6	7	8	9	10

Início	Fim	Local do corpo	
Duração		Frente	Verso
		Esquerda	Direita

Severidade									
1	2	3	4	5	6	7	8	9	10

Energia

☆ ☆ ☆ ☆ ☆

Actividade

☆ ☆ ☆ ☆ ☆

Dormir

☆ ☆ ☆ ☆ ☆

Outros Sintomas	Gatilhos	Medidas de alívio

Comentários

Livro de registo da dor

Data :-	Sef	Tef	Quf	Quf	Sef	Sab	Dom

Área de dor

Início | Fim

Duração

Local do corpo

Frente	Verso
Esquerda	Direita

Severidade

1	2	3	4	5	6	7	8	9	10

Início | Fim

Duração

Local do corpo

Frente	Verso
Esquerda	Direita

Severidade

1	2	3	4	5	6	7	8	9	10

Início | Fim

Duração

Local do corpo

Frente	Verso
Esquerda	Direita

Severidade

1	2	3	4	5	6	7	8	9	10

Energia

☆ ☆ ☆ ☆ ☆

Actividade

☆ ☆ ☆ ☆ ☆

Dormir

☆ ☆ ☆ ☆ ☆

Outros Sintomas	Gatilhos	Medidas de alívio

Comentários

Livro de registo da dor

Data :-		Sef	Tef	Quf	Quf	Sef	Sab	Dom

Área de dor

Início	Fim

Duração

Local do corpo

Frente	Verso
Esquerda	**Direita**

Severidade

1	2	3	4	5	6	7	8	9	10

Início	Fim

Duração

Local do corpo

Frente	Verso
Esquerda	**Direita**

Severidade

1	2	3	4	5	6	7	8	9	10

Início	Fim

Duração

Local do corpo

Frente	Verso
Esquerda	**Direita**

Severidade

1	2	3	4	5	6	7	8	9	10

Energia

☆ ☆ ☆ ☆ ☆

Actividade

☆ ☆ ☆ ☆ ☆

Dormir

☆ ☆ ☆ ☆ ☆

Outros Sintomas	Gatilhos	Medidas de alívio

Comentários

Livro de registo da dor

Data :-		Sef	Tef	Quf	Quf	Sef	Sab	Dom

Área de dor

Início	Fim	Local do corpo	
Duração		Frente	Verso
		Esquerda	Direita

Severidade

1	2	3	4	5	6	7	8	9	10

Início	Fim	Local do corpo	
Duração		Frente	Verso
		Esquerda	Direita

Severidade

1	2	3	4	5	6	7	8	9	10

Início	Fim	Local do corpo	
Duração		Frente	Verso
		Esquerda	Direita

Severidade

1	2	3	4	5	6	7	8	9	10

Energia

☆ ☆ ☆ ☆ ☆

Actividade

☆ ☆ ☆ ☆ ☆

Dormir

☆ ☆ ☆ ☆ ☆

Outros Sintomas	Gatilhos	Medidas de alívio

Comentários

Livro de registo da dor

<table>
<tr><td>Data :-</td><td>Sef</td><td>Tef</td><td>Quf</td><td>Quf</td><td>Sef</td><td>Sab</td><td>Dom</td></tr>
</table>

Área de dor

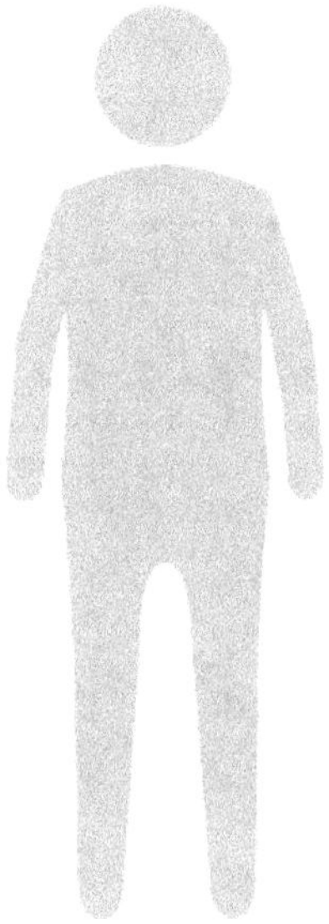

Início	Fim
Duração	

Local do corpo	
Frente	Verso
Esquerda	**Direita**

Severidade

1	2	3	4	5	6	7	8	9	10

Início	Fim
Duração	

Local do corpo	
Frente	Verso
Esquerda	**Direita**

Severidade

1	2	3	4	5	6	7	8	9	10

Início	Fim
Duração	

Local do corpo	
Frente	Verso
Esquerda	**Direita**

Severidade

1	2	3	4	5	6	7	8	9	10

Energia

☆ ☆ ☆ ☆ ☆

Actividade

☆ ☆ ☆ ☆ ☆

Dormir

☆ ☆ ☆ ☆ ☆

Outros Sintomas	Gatilhos	Medidas de alívio

Comentários

Livro de registo da dor

Data :-		Sef	Tef	Quf	Quf	Sef	Sab	Dom

Área de dor

Início	Fim
Duração	

Local do corpo	
Frente	Verso
Esquerda	Direita

Severidade

1	2	3	4	5	6	7	8	9	10

Início	Fim
Duração	

Local do corpo	
Frente	Verso
Esquerda	Direita

Severidade

1	2	3	4	5	6	7	8	9	10

Início	Fim
Duração	

Local do corpo	
Frente	Verso
Esquerda	Direita

Severidade

1	2	3	4	5	6	7	8	9	10

Energia

☆ ☆ ☆ ☆ ☆

Actividade

☆ ☆ ☆ ☆ ☆

Dormir

☆ ☆ ☆ ☆ ☆

Outros Sintomas	Gatilhos	Medidas de alívio

Comentários

Livro de registo da dor

Data :- | Sef | Tef | Quf | Quf | Sef | Sab | Dom

Área de dor

Início	Fim

Duração

Local do corpo

Frente	Verso
Esquerda	Direita

Severidade

1	2	3	4	5	6	7	8	9	10

Início	Fim

Duração

Local do corpo

Frente	Verso
Esquerda	Direita

Severidade

1	2	3	4	5	6	7	8	9	10

Início	Fim

Duração

Local do corpo

Frente	Verso
Esquerda	Direita

Severidade

1	2	3	4	5	6	7	8	9	10

Energia

☆ ☆ ☆ ☆ ☆

Actividade

☆ ☆ ☆ ☆ ☆

Dormir

☆ ☆ ☆ ☆ ☆

Outros Sintomas	Gatilhos	Medidas de alívio

Comentários

Livro de registo da dor

Data :-		Sef	Tef	Quf	Quf	Sef	Sab	Dom

Área de dor

Início	Fim

Duração

Local do corpo

Frente	Verso
Esquerda	Direita

Severidade

1	2	3	4	5	6	7	8	9	10

Início	Fim

Duração

Local do corpo

Frente	Verso
Esquerda	Direita

Severidade

1	2	3	4	5	6	7	8	9	10

Início	Fim

Duração

Local do corpo

Frente	Verso
Esquerda	Direita

Severidade

1	2	3	4	5	6	7	8	9	10

Energia

☆ ☆ ☆ ☆ ☆

Actividade

☆ ☆ ☆ ☆ ☆

Dormir

☆ ☆ ☆ ☆ ☆

Outros Sintomas	Gatilhos	Medidas de alívio

Comentários

Livro de registo da dor

Data :-	Sef	Tef	Quf	Quf	Sef	Sab	Dom

Área de dor

Início | Fim

Duração

Local do corpo

Frente	Verso
Esquerda	**Direita**

Severidade

1	2	3	4	5	6	7	8	9	10

Início | Fim

Duração

Local do corpo

Frente	Verso
Esquerda	**Direita**

Severidade

1	2	3	4	5	6	7	8	9	10

Início | Fim

Duração

Local do corpo

Frente	Verso
Esquerda	**Direita**

Severidade

1	2	3	4	5	6	7	8	9	10

Energia

☆ ☆ ☆ ☆ ☆

Actividade

☆ ☆ ☆ ☆ ☆

Dormir

☆ ☆ ☆ ☆ ☆

Outros Sintomas	Gatilhos	Medidas de alívio

Comentários

Livro de registo da dor

Data :-		Sef	Tef	Quf	Quf	Sef	Sab	Dom

Área de dor

Início	Fim

Duração

Local do corpo

Frente	Verso
Esquerda	Direita

Severidade

1	2	3	4	5	6	7	8	9	10

Início	Fim

Duração

Local do corpo

Frente	Verso
Esquerda	Direita

Severidade

1	2	3	4	5	6	7	8	9	10

Início	Fim

Duração

Local do corpo

Frente	Verso
Esquerda	Direita

Severidade

1	2	3	4	5	6	7	8	9	10

Energia

☆ ☆ ☆ ☆ ☆

Actividade

☆ ☆ ☆ ☆ ☆

Dormir

☆ ☆ ☆ ☆ ☆

Outros Sintomas	Gatilhos	Medidas de alívio

Comentários

Livro de registo da dor

Data :- | Sef | Tef | Quf | Quf | Sef | Sab | Dom

Área de dor

Início	Fim

Duração

Local do corpo

Frente	Verso
Esquerda	**Direita**

Severidade

1	2	3	4	5	6	7	8	9	10

Início	Fim

Duração

Local do corpo

Frente	Verso
Esquerda	**Direita**

Severidade

1	2	3	4	5	6	7	8	9	10

Início	Fim

Duração

Local do corpo

Frente	Verso
Esquerda	**Direita**

Severidade

1	2	3	4	5	6	7	8	9	10

Energia

☆ ☆ ☆ ☆ ☆

Actividade

☆ ☆ ☆ ☆ ☆

Dormir

☆ ☆ ☆ ☆ ☆

Outros Sintomas	Gatilhos	Medidas de alívio

Comentários

Livro de registo da dor

Data :-		Sef	Tef	Quf	Quf	Sef	Sab	Dom

Área de dor

Início	Fim

Duração

Local do corpo

Frente	Verso
Esquerda	**Direita**

Severidade

1	2	3	4	5	6	7	8	9	10

Início	Fim

Duração

Local do corpo

Frente	Verso
Esquerda	**Direita**

Severidade

1	2	3	4	5	6	7	8	9	10

Início	Fim

Duração

Local do corpo

Frente	Verso
Esquerda	**Direita**

Severidade

1	2	3	4	5	6	7	8	9	10

Energia

☆ ☆ ☆ ☆ ☆

Actividade

☆ ☆ ☆ ☆ ☆

Dormir

☆ ☆ ☆ ☆ ☆

Outros Sintomas	Gatilhos	Medidas de alívio

Comentários

Livro de registo da dor

Data :-	Sef	Tef	Quf	Quf	Sef	Sab	Dom

Área de dor

Início	Fim

Duração	Local do corpo

Local do corpo	
Frente	Verso
Esquerda	Direita

Severidade

1	2	3	4	5	6	7	8	9	10

Início	Fim

Duração

Local do corpo	
Frente	Verso
Esquerda	Direita

Severidade

1	2	3	4	5	6	7	8	9	10

Início	Fim

Duração

Local do corpo	
Frente	Verso
Esquerda	Direita

Severidade

1	2	3	4	5	6	7	8	9	10

Energia

☆ ☆ ☆ ☆ ☆

Actividade

☆ ☆ ☆ ☆ ☆

Dormir

☆ ☆ ☆ ☆ ☆

Outros Sintomas	Gatilhos	Medidas de alívio

Comentários

Livro de registo da dor

Data :-		Sef	Tef	Quf	Quf	Sef	Sab	Dom

Área de dor

Início	Fim	Local do corpo	
		Frente	Verso
Duração		Esquerda	Direita

Severidade

1	2	3	4	5	6	7	8	9	10

Início	Fim	Local do corpo	
		Frente	Verso
Duração		Esquerda	Direita

Severidade

1	2	3	4	5	6	7	8	9	10

Início	Fim	Local do corpo	
		Frente	Verso
Duração		Esquerda	Direita

Severidade

1	2	3	4	5	6	7	8	9	10

Energia

☆ ☆ ☆ ☆ ☆

Actividade

☆ ☆ ☆ ☆ ☆

Dormir

☆ ☆ ☆ ☆ ☆

Outros Sintomas	Gatilhos	Medidas de alívio

Comentários

Livro de registo da dor

Data :-		Sef	Tef	Quf	Quf	Sef	Sab	Dom

Área de dor

Energia
☆ ☆ ☆ ☆ ☆

Actividade
☆ ☆ ☆ ☆ ☆

Dormir
☆ ☆ ☆ ☆ ☆

Início	Fim

Duração	

Local do corpo	

Frente	Verso
Esquerda	**Direita**

Severidade

1	2	3	4	5	6	7	8	9	10

Início	Fim

Duração	

Local do corpo	

Frente	Verso
Esquerda	**Direita**

Severidade

1	2	3	4	5	6	7	8	9	10

Início	Fim

Duração	

Local do corpo	

Frente	Verso
Esquerda	**Direita**

Severidade

1	2	3	4	5	6	7	8	9	10

Outros Sintomas	Gatilhos	Medidas de alívio

Comentários

Livro de registo da dor

Data :-		Sef	Tef	Quf	Quf	Sef	Sab	Dom

Área de dor

Início	Fim

Duração

Local do corpo

Frente	Verso
Esquerda	Direita

Severidade

1	2	3	4	5	6	7	8	9	10

Início	Fim

Duração

Local do corpo

Frente	Verso
Esquerda	Direita

Severidade

1	2	3	4	5	6	7	8	9	10

Início	Fim

Duração

Local do corpo

Frente	Verso
Esquerda	Direita

Severidade

1	2	3	4	5	6	7	8	9	10

Energia

☆ ☆ ☆ ☆ ☆

Actividade

☆ ☆ ☆ ☆ ☆

Dormir

☆ ☆ ☆ ☆ ☆

Outros Sintomas	Gatilhos	Medidas de alívio

Comentários

Livro de registo da dor

Data :-	Sef	Tef	Quf	Quf	Sef	Sab	Dom

Área de dor

Início	Fim

Duração	

Local do corpo	

Frente	Verso
Esquerda	**Direita**

Severidade

1	2	3	4	5	6	7	8	9	10

Início	Fim

Duração	

Local do corpo	

Frente	Verso
Esquerda	**Direita**

Severidade

1	2	3	4	5	6	7	8	9	10

Início	Fim

Duração	

Local do corpo	

Frente	Verso
Esquerda	**Direita**

Severidade

1	2	3	4	5	6	7	8	9	10

Energia

☆ ☆ ☆ ☆ ☆

Actividade

☆ ☆ ☆ ☆ ☆

Dormir

☆ ☆ ☆ ☆ ☆

Outros Sintomas	Gatilhos	Medidas de alívio

Comentários

Livro de registo da dor

Data :-		Sef	Tef	Quf	Quf	Sef	Sab	Dom

Área de dor

Início	Fim

Duração

Local do corpo

Frente	Verso
Esquerda	Direita

Severidade									
1	2	3	4	5	6	7	8	9	10

Início	Fim

Duração

Local do corpo

Frente	Verso
Esquerda	Direita

Severidade									
1	2	3	4	5	6	7	8	9	10

Início	Fim

Duração

Local do corpo

Frente	Verso
Esquerda	Direita

Severidade									
1	2	3	4	5	6	7	8	9	10

Energia

☆ ☆ ☆ ☆ ☆

Actividade

☆ ☆ ☆ ☆ ☆

Dormir

☆ ☆ ☆ ☆ ☆

Outros Sintomas	Gatilhos	Medidas de alívio

Comentários

Livro de registo da dor

Data :-	Sef	Tef	Quf	Quf	Sef	Sab	Dom

Área de dor

Início	Fim
Duração	

Local do corpo	
Frente	Verso
Esquerda	Direita

Severidade

1	2	3	4	5	6	7	8	9	10

Início	Fim
Duração	

Local do corpo	
Frente	Verso
Esquerda	Direita

Severidade

1	2	3	4	5	6	7	8	9	10

Início	Fim
Duração	

Local do corpo	
Frente	Verso
Esquerda	Direita

Severidade

1	2	3	4	5	6	7	8	9	10

Energia

☆ ☆ ☆ ☆ ☆

Actividade

☆ ☆ ☆ ☆ ☆

Dormir

☆ ☆ ☆ ☆ ☆

Outros Sintomas	Gatilhos	Medidas de alívio

Comentários

Livro de registo da dor

Data :-		Sef	Tef	Quf	Quf	Sef	Sab	Dom

Área de dor

Início	Fim	Local do corpo	
Duração		Frente	Verso
		Esquerda	Direita

Severidade

1	2	3	4	5	6	7	8	9	10

Início	Fim	Local do corpo	
Duração		Frente	Verso
		Esquerda	Direita

Severidade

1	2	3	4	5	6	7	8	9	10

Início	Fim	Local do corpo	
Duração		Frente	Verso
		Esquerda	Direita

Severidade

1	2	3	4	5	6	7	8	9	10

Energia

☆ ☆ ☆ ☆ ☆

Actividade

☆ ☆ ☆ ☆ ☆

Dormir

☆ ☆ ☆ ☆ ☆

Outros Sintomas	Gatilhos	Medidas de alívio

Comentários

Livro de registo da dor

Data :-		Sef	Tef	Quf	Quf	Sef	Sab	Dom

Área de dor

Início	Fim

Duração	

Local do corpo	

Frente	Verso
Esquerda	**Direita**

Severidade

1	2	3	4	5	6	7	8	9	10

Início	Fim

Duração	

Local do corpo	

Frente	Verso
Esquerda	**Direita**

Severidade

1	2	3	4	5	6	7	8	9	10

Início	Fim

Duração	

Local do corpo	

Frente	Verso
Esquerda	**Direita**

Severidade

1	2	3	4	5	6	7	8	9	10

Energia

☆ ☆ ☆ ☆ ☆

Actividade

☆ ☆ ☆ ☆ ☆

Dormir

☆ ☆ ☆ ☆ ☆

Outros Sintomas	Gatilhos	Medidas de alívio

Comentários

Livro de registo da dor

Data :-		Sef	Tef	Quf	Quf	Sef	Sab	Dom

Área de dor

Início	Fim
Duração	

Local do corpo	
Frente	**Verso**
Esquerda	**Direita**

Severidade									
1	2	3	4	5	6	7	8	9	10

Início	Fim
Duração	

Local do corpo	
Frente	**Verso**
Esquerda	**Direita**

Severidade									
1	2	3	4	5	6	7	8	9	10

Início	Fim
Duração	

Local do corpo	
Frente	**Verso**
Esquerda	**Direita**

Severidade									
1	2	3	4	5	6	7	8	9	10

Energia
☆ ☆ ☆ ☆ ☆

Actividade
☆ ☆ ☆ ☆ ☆

Dormir
☆ ☆ ☆ ☆ ☆

Outros Sintomas	Gatilhos	Medidas de alívio

Comentários

Livro de registo da dor

Data :-		Sef	Tef	Quf	Quf	Sef	Sab	Dom

Área de dor

Energia

☆ ☆ ☆ ☆ ☆

Actividade

☆ ☆ ☆ ☆ ☆

Dormir

☆ ☆ ☆ ☆ ☆

Início	Fim

Duração

Local do corpo	
Frente	**Verso**
Esquerda	**Direita**

Severidade

1	2	3	4	5	6	7	8	9	10

Início	Fim

Duração

Local do corpo	
Frente	**Verso**
Esquerda	**Direita**

Severidade

1	2	3	4	5	6	7	8	9	10

Início	Fim

Duração

Local do corpo	
Frente	**Verso**
Esquerda	**Direita**

Severidade

1	2	3	4	5	6	7	8	9	10

Outros Sintomas	Gatilhos	Medidas de alívio

Comentários

Livro de registo da dor

Data :-			Sef	Tef	Quf	Quf	Sef	Sab	Dom

Área de dor

Início	Fim		Local do corpo	
Duração			Frente	Verso
			Esquerda	Direita

Severidade									
1	2	3	4	5	6	7	8	9	10

Início	Fim		Local do corpo	
Duração			Frente	Verso
			Esquerda	Direita

Severidade									
1	2	3	4	5	6	7	8	9	10

Início	Fim		Local do corpo	
Duração			Frente	Verso
			Esquerda	Direita

Severidade									
1	2	3	4	5	6	7	8	9	10

Energia

☆ ☆ ☆ ☆ ☆

Actividade

☆ ☆ ☆ ☆ ☆

Dormir

☆ ☆ ☆ ☆ ☆

Outros Sintomas	Gatilhos	Medidas de alívio

Comentários

Livro de registo da dor

Data :-		Sef	Tef	Quf	Quf	Sef	Sab	Dom

Área de dor

Início	Fim

Duração

Local do corpo

Frente	Verso
Esquerda	**Direita**

Severidade

1	2	3	4	5	6	7	8	9	10

Início	Fim

Duração

Local do corpo

Frente	Verso
Esquerda	**Direita**

Severidade

1	2	3	4	5	6	7	8	9	10

Início	Fim

Duração

Local do corpo

Frente	Verso
Esquerda	**Direita**

Severidade

1	2	3	4	5	6	7	8	9	10

Energia

☆ ☆ ☆ ☆ ☆

Actividade

☆ ☆ ☆ ☆ ☆

Dormir

☆ ☆ ☆ ☆ ☆

Outros Sintomas	Gatilhos	Medidas de alívio

Comentários

Livro de registo da dor

Data :-		Sef	Tef	Quf	Quf	Sef	Sab	Dom

Área de dor

Início	Fim
Duração	

Local do corpo	
Frente	Verso
Esquerda	Direita

Severidade

1	2	3	4	5	6	7	8	9	10

Início	Fim
Duração	

Local do corpo	
Frente	Verso
Esquerda	Direita

Severidade

1	2	3	4	5	6	7	8	9	10

Início	Fim
Duração	

Local do corpo	
Frente	Verso
Esquerda	Direita

Severidade

1	2	3	4	5	6	7	8	9	10

Energia

☆ ☆ ☆ ☆ ☆

Actividade

☆ ☆ ☆ ☆ ☆

Dormir

☆ ☆ ☆ ☆ ☆

Outros Sintomas	Gatilhos	Medidas de alívio

Comentários

Livro de registo da dor

Data :-		Sef	Tef	Quf	Quf	Sef	Sab	Dom

Área de dor

Início	Fim

Duração	

Local do corpo

Frente	Verso
Esquerda	Direita

Severidade

1	2	3	4	5	6	7	8	9	10

Início	Fim

Duração	

Local do corpo

Frente	Verso
Esquerda	Direita

Severidade

1	2	3	4	5	6	7	8	9	10

Início	Fim

Duração	

Local do corpo

Frente	Verso
Esquerda	Direita

Severidade

1	2	3	4	5	6	7	8	9	10

Energia

☆ ☆ ☆ ☆ ☆

Actividade

☆ ☆ ☆ ☆ ☆

Dormir

☆ ☆ ☆ ☆ ☆

Outros Sintomas	Gatilhos	Medidas de alívio

Comentários

Livro de registo da dor

Data :-		Sef	Tef	Quf	Quf	Sef	Sab	Dom

Área de dor

Energia

☆ ☆ ☆ ☆ ☆

Actividade

☆ ☆ ☆ ☆ ☆

Dormir

☆ ☆ ☆ ☆ ☆

Início	Fim

Duração

Local do corpo

Frente	Verso
Esquerda	Direita

Severidade

1	2	3	4	5	6	7	8	9	10

Início	Fim

Duração

Local do corpo

Frente	Verso
Esquerda	Direita

Severidade

1	2	3	4	5	6	7	8	9	10

Início	Fim

Duração

Local do corpo

Frente	Verso
Esquerda	Direita

Severidade

1	2	3	4	5	6	7	8	9	10

Outros Sintomas	Gatilhos	Medidas de alívio

Comentários

Livro de registo da dor

Data :-		Sef	Tef	Quf	Quf	Sef	Sab	Dom

Área de dor

Início	Fim

Duração	

Local do corpo	

Frente	Verso
Esquerda	Direita

Severidade

1	2	3	4	5	6	7	8	9	10

Início	Fim

Duração	

Local do corpo	

Frente	Verso
Esquerda	Direita

Severidade

1	2	3	4	5	6	7	8	9	10

Início	Fim

Duração	

Local do corpo	

Frente	Verso
Esquerda	Direita

Severidade

1	2	3	4	5	6	7	8	9	10

Energia

☆ ☆ ☆ ☆ ☆

Actividade

☆ ☆ ☆ ☆ ☆

Dormir

☆ ☆ ☆ ☆ ☆

Outros Sintomas	Gatilhos	Medidas de alívio

Comentários

Livro de registo da dor

Data :-	Sef	Tef	Quf	Quf	Sef	Sab	Dom

Área de dor

Início	Fim

Duração

Local do corpo

Frente	Verso
Esquerda	Direita

Severidade

1	2	3	4	5	6	7	8	9	10

Início	Fim

Duração

Local do corpo

Frente	Verso
Esquerda	Direita

Severidade

1	2	3	4	5	6	7	8	9	10

Energia

☆ ☆ ☆ ☆ ☆

Actividade

☆ ☆ ☆ ☆ ☆

Dormir

☆ ☆ ☆ ☆ ☆

Início	Fim

Duração

Local do corpo

Frente	Verso
Esquerda	Direita

Severidade

1	2	3	4	5	6	7	8	9	10

Outros Sintomas	Gatilhos	Medidas de alívio

Comentários

Livro de registo da dor

Data :-		Sef	Tef	Quf	Quf	Sef	Sab	Dom

Área de dor

Início	Fim

Duração	

Local do corpo	

Frente	Verso
Esquerda	**Direita**

Severidade

1	2	3	4	5	6	7	8	9	10

Início	Fim

Duração	

Local do corpo	

Frente	Verso
Esquerda	**Direita**

Severidade

1	2	3	4	5	6	7	8	9	10

Início	Fim

Duração	

Local do corpo	

Frente	Verso
Esquerda	**Direita**

Severidade

1	2	3	4	5	6	7	8	9	10

Energia

☆ ☆ ☆ ☆ ☆

Actividade

☆ ☆ ☆ ☆ ☆

Dormir

☆ ☆ ☆ ☆ ☆

Outros Sintomas	Gatilhos	Medidas de alívio

Comentários

Livro de registo da dor

Data :-		Sef	Tef	Quf	Quf	Sef	Sab	Dom

Área de dor

Início	Fim		Local do corpo	
Duração			Frente	Verso
			Esquerda	Direita

Severidade

1	2	3	4	5	6	7	8	9	10

Início	Fim		Local do corpo	
Duração			Frente	Verso
			Esquerda	Direita

Severidade

1	2	3	4	5	6	7	8	9	10

Início	Fim		Local do corpo	
Duração			Frente	Verso
			Esquerda	Direita

Severidade

1	2	3	4	5	6	7	8	9	10

Energia

☆ ☆ ☆ ☆ ☆

Actividade

☆ ☆ ☆ ☆ ☆

Dormir

☆ ☆ ☆ ☆ ☆

Outros Sintomas	Gatilhos	Medidas de alívio

Comentários

Livro de registo da dor

Data :-		Sef	Tef	Quf	Quf	Sef	Sab	Dom

Área de dor

Energia
☆ ☆ ☆ ☆ ☆

Actividade
☆ ☆ ☆ ☆ ☆

Dormir
☆ ☆ ☆ ☆ ☆

Início	Fim

Duração	

Local do corpo	

Frente	Verso
Esquerda	**Direita**

Severidade

1	2	3	4	5	6	7	8	9	10

Início	Fim

Duração	

Local do corpo	

Frente	Verso
Esquerda	**Direita**

Severidade

1	2	3	4	5	6	7	8	9	10

Início	Fim

Duração	

Local do corpo	

Frente	Verso
Esquerda	**Direita**

Severidade

1	2	3	4	5	6	7	8	9	10

Outros Sintomas	Gatilhos	Medidas de alívio

Comentários

Livro de registo da dor

Data :-		Sef	Tef	Quf	Quf	Sef	Sab	Dom

Área de dor

Início	Fim

Duração	

Local do corpo

Frente	Verso
Esquerda	Direita

Severidade

1	2	3	4	5	6	7	8	9	10

Início	Fim

Duração	

Local do corpo

Frente	Verso
Esquerda	Direita

Severidade

1	2	3	4	5	6	7	8	9	10

Início	Fim

Duração	

Local do corpo

Frente	Verso
Esquerda	Direita

Severidade

1	2	3	4	5	6	7	8	9	10

Energia

☆ ☆ ☆ ☆ ☆

Actividade

☆ ☆ ☆ ☆ ☆

Dormir

☆ ☆ ☆ ☆ ☆

Outros Sintomas	Gatilhos	Medidas de alívio

Comentários

Livro de registo da dor

Data :-		Sef	Tef	Quf	Quf	Sef	Sab	Dom

Área de dor

Início | Fim

Início	Fim

Duração

Local do corpo

Local do corpo	

Frente	Verso
Esquerda	Direita

Severidade

1	2	3	4	5	6	7	8	9	10

Início	Fim

Duração

Local do corpo	

Frente	Verso
Esquerda	Direita

Severidade

1	2	3	4	5	6	7	8	9	10

Início	Fim

Duração

Local do corpo	

Frente	Verso
Esquerda	Direita

Severidade

1	2	3	4	5	6	7	8	9	10

Energia

☆ ☆ ☆ ☆ ☆

Actividade

☆ ☆ ☆ ☆ ☆

Dormir

☆ ☆ ☆ ☆ ☆

Outros Sintomas	Gatilhos	Medidas de alívio

Comentários

Livro de registo da dor

Data :-		Sef	Tef	Quf	Quf	Sef	Sab	Dom

Área de dor

Início	Fim

Duração

Local do corpo

Frente	Verso
Esquerda	Direita

Severidade

1	2	3	4	5	6	7	8	9	10

Início	Fim

Duração

Local do corpo

Frente	Verso
Esquerda	Direita

Severidade

1	2	3	4	5	6	7	8	9	10

Início	Fim

Duração

Local do corpo

Frente	Verso
Esquerda	Direita

Severidade

1	2	3	4	5	6	7	8	9	10

Energia

☆ ☆ ☆ ☆ ☆

Actividade

☆ ☆ ☆ ☆ ☆

Dormir

☆ ☆ ☆ ☆ ☆

Outros Sintomas	Gatilhos	Medidas de alívio

Comentários

Livro de registo da dor

Data :-

Sef	Tef	Quf	Quf	Sef	Sab	Dom

Área de dor

Início	Fim

Duração

Local do corpo

Frente	Verso
Esquerda	Direita

Severidade

1	2	3	4	5	6	7	8	9	10

Início	Fim

Duração

Local do corpo

Frente	Verso
Esquerda	Direita

Severidade

1	2	3	4	5	6	7	8	9	10

Início	Fim

Duração

Local do corpo

Frente	Verso
Esquerda	Direita

Severidade

1	2	3	4	5	6	7	8	9	10

Energia

☆ ☆ ☆ ☆ ☆

Actividade

☆ ☆ ☆ ☆ ☆

Dormir

☆ ☆ ☆ ☆ ☆

Outros Sintomas	Gatilhos	Medidas de alívio

Comentários

Livro de registo da dor

Data :-		Sef	Tef	Quf	Quf	Sef	Sab	Dom

Área de dor

Início	Fim

Duração

Local do corpo

Frente	Verso
Esquerda	Direita

Severidade

1	2	3	4	5	6	7	8	9	10

Início	Fim

Duração

Local do corpo

Frente	Verso
Esquerda	Direita

Severidade

1	2	3	4	5	6	7	8	9	10

Início	Fim

Duração

Local do corpo

Frente	Verso
Esquerda	Direita

Severidade

1	2	3	4	5	6	7	8	9	10

Energia

☆ ☆ ☆ ☆ ☆

Actividade

☆ ☆ ☆ ☆ ☆

Dormir

☆ ☆ ☆ ☆ ☆

Outros Sintomas	Gatilhos	Medidas de alívio

Comentários

Livro de registo da dor

Data :-		Sef	Tef	Quf	Quf	Sef	Sab	Dom

Área de dor

Início	Fim

Duração

Local do corpo

Frente	Verso
Esquerda	**Direita**

Severidade

1	2	3	4	5	6	7	8	9	10

Início	Fim

Duração

Local do corpo

Frente	Verso
Esquerda	**Direita**

Severidade

1	2	3	4	5	6	7	8	9	10

Início	Fim

Duração

Local do corpo

Frente	Verso
Esquerda	**Direita**

Severidade

1	2	3	4	5	6	7	8	9	10

Energia

☆ ☆ ☆ ☆ ☆

Actividade

☆ ☆ ☆ ☆ ☆

Dormir

☆ ☆ ☆ ☆ ☆

Outros Sintomas	Gatilhos	Medidas de alívio

Comentários

Livro de registo da dor

Data :-			Sef	Tef	Quf	Quf	Sef	Sab	Dom

Área de dor

Início	Fim

Duração

Local do corpo

Frente	Verso
Esquerda	Direita

Severidade

1	2	3	4	5	6	7	8	9	10

Início	Fim

Duração

Local do corpo

Frente	Verso
Esquerda	Direita

Severidade

1	2	3	4	5	6	7	8	9	10

Início	Fim

Duração

Local do corpo

Frente	Verso
Esquerda	Direita

Severidade

1	2	3	4	5	6	7	8	9	10

Energia

☆ ☆ ☆ ☆ ☆

Actividade

☆ ☆ ☆ ☆ ☆

Dormir

☆ ☆ ☆ ☆ ☆

Outros Sintomas	Gatilhos	Medidas de alívio

Comentários

Livro de registo da dor

Data :-		Sef	Tef	Quf	Quf	Sef	Sab	Dom

Área de dor

Energia

☆ ☆ ☆ ☆ ☆

Actividade

☆ ☆ ☆ ☆ ☆

Dormir

☆ ☆ ☆ ☆ ☆

Início	Fim

Duração	

Local do corpo	

Frente	Verso
Esquerda	**Direita**

Severidade

1	2	3	4	5	6	7	8	9	10

Início	Fim

Duração	

Local do corpo	

Frente	Verso
Esquerda	**Direita**

Severidade

1	2	3	4	5	6	7	8	9	10

Início	Fim

Duração	

Local do corpo	

Frente	Verso
Esquerda	**Direita**

Severidade

1	2	3	4	5	6	7	8	9	10

Outros Sintomas	Gatilhos	Medidas de alívio

Comentários

Livro de registo da dor

Data :-		Sef	Tef	Quf	Quf	Sef	Sab	Dom

Área de dor

Início	Fim

Duração

Local do corpo

Frente	Verso
Esquerda	**Direita**

Severidade

1	2	3	4	5	6	7	8	9	10

Início	Fim

Duração

Local do corpo

Frente	Verso
Esquerda	**Direita**

Severidade

1	2	3	4	5	6	7	8	9	10

Início	Fim

Duração

Local do corpo

Frente	Verso
Esquerda	**Direita**

Severidade

1	2	3	4	5	6	7	8	9	10

Energia

☆ ☆ ☆ ☆ ☆

Actividade

☆ ☆ ☆ ☆ ☆

Dormir

☆ ☆ ☆ ☆ ☆

Outros Sintomas	Gatilhos	Medidas de alívio

Comentários

Livro de registo da dor

Data :-		Sef	Tef	Quf	Quf	Sef	Sab	Dom

Área de dor

Início	Fim

Duração	

Local do corpo	
Frente	Verso
Esquerda	Direita

Severidade

1	2	3	4	5	6	7	8	9	10

Início	Fim

Duração	

Local do corpo	
Frente	Verso
Esquerda	Direita

Severidade

1	2	3	4	5	6	7	8	9	10

Início	Fim

Duração	

Local do corpo	
Frente	Verso
Esquerda	Direita

Severidade

1	2	3	4	5	6	7	8	9	10

Energia

☆ ☆ ☆ ☆ ☆

Actividade

☆ ☆ ☆ ☆ ☆

Dormir

☆ ☆ ☆ ☆ ☆

Outros Sintomas	Gatilhos	Medidas de alívio

Comentários

Livro de registo da dor

Data :-		Sef	Tef	Quf	Quf	Sef	Sab	Dom

Área de dor

Início | Fim

Duração

Local do corpo

Frente	Verso
Esquerda	**Direita**

Severidade

1	2	3	4	5	6	7	8	9	10

Início | Fim

Duração

Local do corpo

Frente	Verso
Esquerda	**Direita**

Severidade

1	2	3	4	5	6	7	8	9	10

Início | Fim

Duração

Local do corpo

Frente	Verso
Esquerda	**Direita**

Severidade

1	2	3	4	5	6	7	8	9	10

Energia

☆ ☆ ☆ ☆ ☆

Actividade

☆ ☆ ☆ ☆ ☆

Dormir

☆ ☆ ☆ ☆ ☆

Outros Sintomas	Gatilhos	Medidas de alívio

Comentários

Livro de registo da dor

Data :-		Sef	Tef	Quf	Quf	Sef	Sab	Dom

Área de dor

Início	Fim

Duração	

Local do corpo	
Frente	Verso
Esquerda	**Direita**

Severidade									
1	2	3	4	5	6	7	8	9	10

Início	Fim

Duração	

Local do corpo	
Frente	Verso
Esquerda	**Direita**

Severidade									
1	2	3	4	5	6	7	8	9	10

Início	Fim

Duração	

Local do corpo	
Frente	Verso
Esquerda	**Direita**

Severidade									
1	2	3	4	5	6	7	8	9	10

Energia

☆ ☆ ☆ ☆ ☆

Actividade

☆ ☆ ☆ ☆ ☆

Dormir

☆ ☆ ☆ ☆ ☆

Outros Sintomas	Gatilhos	Medidas de alívio

Comentários

Livro de registo da dor

Data :-		Sef	Tef	Quf	Quf	Sef	Sab	Dom

Área de dor

Início	Fim

Duração	

Local do corpo

Frente	Verso
Esquerda	Direita

Severidade

1	2	3	4	5	6	7	8	9	10

Início	Fim

Duração	

Local do corpo

Frente	Verso
Esquerda	Direita

Severidade

1	2	3	4	5	6	7	8	9	10

Início	Fim

Duração	

Local do corpo

Frente	Verso
Esquerda	Direita

Severidade

1	2	3	4	5	6	7	8	9	10

Energia

☆ ☆ ☆ ☆ ☆

Actividade

☆ ☆ ☆ ☆ ☆

Dormir

☆ ☆ ☆ ☆ ☆

Outros Sintomas	Gatilhos	Medidas de alívio

Comentários

Livro de registo da dor

Data :-		Sef	Tef	Quf	Quf	Sef	Sab	Dom

Área de dor

Início	Fim

Duração

Local do corpo

Frente	Verso
Esquerda	Direita

Severidade

1	2	3	4	5	6	7	8	9	10

Início	Fim

Duração

Local do corpo

Frente	Verso
Esquerda	Direita

Severidade

1	2	3	4	5	6	7	8	9	10

Início	Fim

Duração

Local do corpo

Frente	Verso
Esquerda	Direita

Severidade

1	2	3	4	5	6	7	8	9	10

Energia

☆ ☆ ☆ ☆ ☆

Actividade

☆ ☆ ☆ ☆ ☆

Dormir

☆ ☆ ☆ ☆ ☆

Outros Sintomas	Gatilhos	Medidas de alívio

Comentários

Livro de registo da dor

Data :-		Sef	Tef	Quf	Quf	Sef	Sab	Dom

Área de dor

Início	Fim	Local do corpo	
Duração		Frente	Verso
		Esquerda	Direita

Severidade

1	2	3	4	5	6	7	8	9	10

Início	Fim	Local do corpo	
Duração		Frente	Verso
		Esquerda	Direita

Severidade

1	2	3	4	5	6	7	8	9	10

Início	Fim	Local do corpo	
Duração		Frente	Verso
		Esquerda	Direita

Severidade

1	2	3	4	5	6	7	8	9	10

Energia

☆ ☆ ☆ ☆ ☆

Actividade

☆ ☆ ☆ ☆ ☆

Dormir

☆ ☆ ☆ ☆ ☆

Outros Sintomas	Gatilhos	Medidas de alívio

Comentários

Livro de registo da dor

Data :-	Sef	Tef	Quf	Quf	Sef	Sab	Dom

Área de dor

Início	Fim

Duração	

Local do corpo	
Frente	Verso
Esquerda	**Direita**

Severidade

1	2	3	4	5	6	7	8	9	10

Início	Fim

Duração	

Local do corpo	
Frente	Verso
Esquerda	**Direita**

Severidade

1	2	3	4	5	6	7	8	9	10

Início	Fim

Duração	

Local do corpo	
Frente	Verso
Esquerda	**Direita**

Severidade

1	2	3	4	5	6	7	8	9	10

Energia

☆ ☆ ☆ ☆ ☆

Actividade

☆ ☆ ☆ ☆ ☆

Dormir

☆ ☆ ☆ ☆ ☆

Outros Sintomas	Gatilhos	Medidas de alívio

Comentários

Livro de registo da dor

Data :-		Sef	Tef	Quf	Quf	Sef	Sab	Dom

Área de dor

Início	Fim

Duração

Local do corpo

Frente	Verso
Esquerda	Direita

Severidade

1	2	3	4	5	6	7	8	9	10

Início	Fim

Duração

Local do corpo

Frente	Verso
Esquerda	Direita

Severidade

1	2	3	4	5	6	7	8	9	10

Início	Fim

Duração

Local do corpo

Frente	Verso
Esquerda	Direita

Severidade

1	2	3	4	5	6	7	8	9	10

Energia

☆ ☆ ☆ ☆ ☆

Actividade

☆ ☆ ☆ ☆ ☆

Dormir

☆ ☆ ☆ ☆ ☆

Outros Sintomas	Gatilhos	Medidas de alívio

Comentários

Livro de registo da dor

Data :-		Sef	Tef	Quf	Quf	Sef	Sab	Dom

Área de dor

Início	Fim

Duração

Local do corpo

Frente	Verso
Esquerda	**Direita**

Severidade

1	2	3	4	5	6	7	8	9	10

Início	Fim

Duração

Local do corpo

Frente	Verso
Esquerda	**Direita**

Severidade

1	2	3	4	5	6	7	8	9	10

Início	Fim

Duração

Local do corpo

Frente	Verso
Esquerda	**Direita**

Severidade

1	2	3	4	5	6	7	8	9	10

Energia

☆ ☆ ☆ ☆ ☆

Actividade

☆ ☆ ☆ ☆ ☆

Dormir

☆ ☆ ☆ ☆ ☆

Outros Sintomas	Gatilhos	Medidas de alívio

Comentários

Livro de registo da dor

Data :-		Sef	Tef	Quf	Quf	Sef	Sab	Dom

Área de dor

Início	Fim

Duração

Local do corpo

Frente	Verso
Esquerda	Direita

Severidade

1	2	3	4	5	6	7	8	9	10

Início	Fim

Duração

Local do corpo

Frente	Verso
Esquerda	Direita

Severidade

1	2	3	4	5	6	7	8	9	10

Início	Fim

Duração

Local do corpo

Frente	Verso
Esquerda	Direita

Severidade

1	2	3	4	5	6	7	8	9	10

Energia

☆ ☆ ☆ ☆ ☆

Actividade

☆ ☆ ☆ ☆ ☆

Dormir

☆ ☆ ☆ ☆ ☆

Outros Sintomas	Gatilhos	Medidas de alívio

Comentários

Livro de registo da dor

Data :-		Sef	Tef	Quf	Quf	Sef	Sab	Dom

Área de dor

Início	Fim

Duração

Local do corpo

Frente	Verso
Esquerda	**Direita**

Severidade

1	2	3	4	5	6	7	8	9	10

Início	Fim

Duração

Local do corpo

Frente	Verso
Esquerda	**Direita**

Severidade

1	2	3	4	5	6	7	8	9	10

Início	Fim

Duração

Local do corpo

Frente	Verso
Esquerda	**Direita**

Severidade

1	2	3	4	5	6	7	8	9	10

Energia

☆ ☆ ☆ ☆ ☆

Actividade

☆ ☆ ☆ ☆ ☆

Dormir

☆ ☆ ☆ ☆ ☆

Outros Sintomas	Gatilhos	Medidas de alívio

Comentários

Livro de registo da dor

Data :-	Sef	Tef	Quf	Quf	Sef	Sab	Dom

Área de dor

Início	Fim

Duração	

Local do corpo	

Frente	Verso
Esquerda	Direita

Severidade

1	2	3	4	5	6	7	8	9	10

Início	Fim

Duração	

Local do corpo	

Frente	Verso
Esquerda	Direita

Severidade

1	2	3	4	5	6	7	8	9	10

Início	Fim

Duração	

Local do corpo	

Frente	Verso
Esquerda	Direita

Severidade

1	2	3	4	5	6	7	8	9	10

Energia

☆ ☆ ☆ ☆ ☆

Actividade

☆ ☆ ☆ ☆ ☆

Dormir

☆ ☆ ☆ ☆ ☆

Outros Sintomas	Gatilhos	Medidas de alívio

Comentários

Livro de registo da dor

Data :- | | Sef | Tef | Quf | Quf | Sef | Sab | Dom

Área de dor

Início	Fim
Duração	

Local do corpo	
Frente	Verso
Esquerda	Direita

Severidade

1	2	3	4	5	6	7	8	9	10

Início	Fim
Duração	

Local do corpo	
Frente	Verso
Esquerda	Direita

Severidade

1	2	3	4	5	6	7	8	9	10

Início	Fim
Duração	

Local do corpo	
Frente	Verso
Esquerda	Direita

Severidade

1	2	3	4	5	6	7	8	9	10

Energia

☆ ☆ ☆ ☆ ☆

Actividade

☆ ☆ ☆ ☆ ☆

Dormir

☆ ☆ ☆ ☆ ☆

Outros Sintomas	Gatilhos	Medidas de alívio

Comentários

Livro de registo da dor

Data :-		Sef	Tef	Quf	Quf	Sef	Sab	Dom

Área de dor

Energia
☆ ☆ ☆ ☆ ☆

Actividade
☆ ☆ ☆ ☆ ☆

Dormir
☆ ☆ ☆ ☆ ☆

Início	Fim

Duração

Local do corpo

Frente	Verso
Esquerda	Direita

Severidade

1	2	3	4	5	6	7	8	9	10

Início	Fim

Duração

Local do corpo

Frente	Verso
Esquerda	Direita

Severidade

1	2	3	4	5	6	7	8	9	10

Início	Fim

Duração

Local do corpo

Frente	Verso
Esquerda	Direita

Severidade

1	2	3	4	5	6	7	8	9	10

Outros Sintomas	Gatilhos	Medidas de alívio

Comentários

Livro de registo da dor

Data :-		Sef	Tef	Quf	Quf	Sef	Sab	Dom

Área de dor

Início	Fim

Duração	

Local do corpo	

Frente	Verso
Esquerda	Direita

Severidade

1	2	3	4	5	6	7	8	9	10

Início	Fim

Duração	

Local do corpo	

Frente	Verso
Esquerda	Direita

Severidade

1	2	3	4	5	6	7	8	9	10

Início	Fim

Duração	

Local do corpo	

Frente	Verso
Esquerda	Direita

Severidade

1	2	3	4	5	6	7	8	9	10

Energia

☆ ☆ ☆ ☆ ☆

Actividade

☆ ☆ ☆ ☆ ☆

Dormir

☆ ☆ ☆ ☆ ☆

Outros Sintomas	Gatilhos	Medidas de alívio

Comentários

Livro de registo da dor

Data :-		Sef	Tef	Quf	Quf	Sef	Sab	Dom

Área de dor

Início	Fim
Duração	

Local do corpo	
Frente	Verso
Esquerda	Direita

Severidade

1	2	3	4	5	6	7	8	9	10

Início	Fim
Duração	

Local do corpo	
Frente	Verso
Esquerda	Direita

Severidade

1	2	3	4	5	6	7	8	9	10

Início	Fim
Duração	

Local do corpo	
Frente	Verso
Esquerda	Direita

Severidade

1	2	3	4	5	6	7	8	9	10

Energia

☆ ☆ ☆ ☆ ☆

Actividade

☆ ☆ ☆ ☆ ☆

Dormir

☆ ☆ ☆ ☆ ☆

Outros Sintomas	Gatilhos	Medidas de alívio

Comentários

Livro de registo da dor

Data :-		Sef	Tef	Quf	Quf	Sef	Sab	Dom

Área de dor

Início	Fim

Duração

Local do corpo

Frente	Verso
Esquerda	**Direita**

Severidade

1	2	3	4	5	6	7	8	9	10

Início	Fim

Duração

Local do corpo

Frente	Verso
Esquerda	**Direita**

Severidade

1	2	3	4	5	6	7	8	9	10

Início	Fim

Duração

Local do corpo

Frente	Verso
Esquerda	**Direita**

Severidade

1	2	3	4	5	6	7	8	9	10

Energia

☆ ☆ ☆ ☆ ☆

Actividade

☆ ☆ ☆ ☆ ☆

Dormir

☆ ☆ ☆ ☆ ☆

Outros Sintomas	Gatilhos	Medidas de alívio

Comentários

Livro de registo da dor

Data :-		Sef	Tef	Quf	Quf	Sef	Sab	Dom

Área de dor

Início	Fim
Duração	

Local do corpo	
Frente	Verso
Esquerda	Direita

Severidade

1	2	3	4	5	6	7	8	9	10

Início	Fim
Duração	

Local do corpo	
Frente	Verso
Esquerda	Direita

Severidade

1	2	3	4	5	6	7	8	9	10

Início	Fim
Duração	

Local do corpo	
Frente	Verso
Esquerda	Direita

Severidade

1	2	3	4	5	6	7	8	9	10

Energia

☆ ☆ ☆ ☆ ☆

Actividade

☆ ☆ ☆ ☆ ☆

Dormir

☆ ☆ ☆ ☆ ☆

Outros Sintomas	Gatilhos	Medidas de alívio

Comentários

Livro de registo da dor

Data :-		Sef	Tef	Quf	Quf	Sef	Sab	Dom

Área de dor

Início	Fim

Duração	

Local do corpo	

Frente	Verso
Esquerda	Direita

Severidade

1	2	3	4	5	6	7	8	9	10

Início	Fim

Duração	

Local do corpo	

Frente	Verso
Esquerda	Direita

Severidade

1	2	3	4	5	6	7	8	9	10

Início	Fim

Duração	

Local do corpo	

Frente	Verso
Esquerda	Direita

Severidade

1	2	3	4	5	6	7	8	9	10

Energia

☆ ☆ ☆ ☆ ☆

Actividade

☆ ☆ ☆ ☆ ☆

Dormir

☆ ☆ ☆ ☆ ☆

Outros Sintomas	Gatilhos	Medidas de alívio

Comentários

Livro de registo da dor

Data :-		Sef	Tef	Quf	Quf	Sef	Sab	Dom

Área de dor

Energia
☆ ☆ ☆ ☆ ☆

Actividade
☆ ☆ ☆ ☆ ☆

Dormir
☆ ☆ ☆ ☆ ☆

Início	Fim

Duração

Local do corpo

Frente	Verso
Esquerda	Direita

Severidade
1	2	3	4	5	6	7	8	9	10

Início	Fim

Duração

Local do corpo

Frente	Verso
Esquerda	Direita

Severidade
1	2	3	4	5	6	7	8	9	10

Início	Fim

Duração

Local do corpo

Frente	Verso
Esquerda	Direita

Severidade
1	2	3	4	5	6	7	8	9	10

Outros Sintomas	Gatilhos	Medidas de alívio

Comentários

Livro de registo da dor

Data :-	Sef	Tef	Quf	Quf	Sef	Sab	Dom

Área de dor

Início | Fim

Início	Fim

Duração	

Local do corpo

Local do corpo	

Frente	Verso
Esquerda	Direita

Severidade

1	2	3	4	5	6	7	8	9	10

Início	Fim

Duração	

Local do corpo

Frente	Verso
Esquerda	Direita

Severidade

1	2	3	4	5	6	7	8	9	10

Início	Fim

Duração	

Local do corpo

Frente	Verso
Esquerda	Direita

Severidade

1	2	3	4	5	6	7	8	9	10

Energia

☆ ☆ ☆ ☆ ☆

Actividade

☆ ☆ ☆ ☆ ☆

Dormir

☆ ☆ ☆ ☆ ☆

Outros Sintomas	Gatilhos	Medidas de alívio

Comentários

Livro de registo da dor

Data :-		Sef	Tef	Quf	Quf	Sef	Sab	Dom

Área de dor

Início	Fim

Duração

Local do corpo

Frente	Verso
Esquerda	Direita

Severidade

1	2	3	4	5	6	7	8	9	10

Início	Fim

Duração

Local do corpo

Frente	Verso
Esquerda	Direita

Severidade

1	2	3	4	5	6	7	8	9	10

Início	Fim

Duração

Local do corpo

Frente	Verso
Esquerda	Direita

Severidade

1	2	3	4	5	6	7	8	9	10

Energia

☆ ☆ ☆ ☆ ☆

Actividade

☆ ☆ ☆ ☆ ☆

Dormir

☆ ☆ ☆ ☆ ☆

Outros Sintomas	Gatilhos	Medidas de alívio

Comentários

Livro de registo da dor

Data :-		Sef	Tef	Quf	Quf	Sef	Sab	Dom

Área de dor

Início	Fim

Duração	

Local do corpo	

Frente	Verso
Esquerda	Direita

Severidade

1	2	3	4	5	6	7	8	9	10

Início	Fim

Duração	

Local do corpo	

Frente	Verso
Esquerda	Direita

Severidade

1	2	3	4	5	6	7	8	9	10

Início	Fim

Duração	

Local do corpo	

Frente	Verso
Esquerda	Direita

Severidade

1	2	3	4	5	6	7	8	9	10

Energia

☆ ☆ ☆ ☆ ☆

Actividade

☆ ☆ ☆ ☆ ☆

Dormir

☆ ☆ ☆ ☆ ☆

Outros Sintomas	Gatilhos	Medidas de alívio

Comentários

Livro de registo da dor

Data :-		Sef	Tef	Quf	Quf	Sef	Sab	Dom

Área de dor

Início	Fim	Local do corpo	
Duração		Frente	Verso
		Esquerda	Direita

Severidade

1	2	3	4	5	6	7	8	9	10

Início	Fim	Local do corpo	
Duração		Frente	Verso
		Esquerda	Direita

Severidade

1	2	3	4	5	6	7	8	9	10

Início	Fim	Local do corpo	
Duração		Frente	Verso
		Esquerda	Direita

Severidade

1	2	3	4	5	6	7	8	9	10

Energia

☆ ☆ ☆ ☆ ☆

Actividade

☆ ☆ ☆ ☆ ☆

Dormir

☆ ☆ ☆ ☆ ☆

Outros Sintomas	Gatilhos	Medidas de alívio

Comentários

Livro de registo da dor

Data :-		Sef	Tef	Quf	Quf	Sef	Sab	Dom

Área de dor

Início	Fim

Duração

Local do corpo

Frente	Verso
Esquerda	**Direita**

Severidade									
1	2	3	4	5	6	7	8	9	10

Início	Fim

Duração

Local do corpo

Frente	Verso
Esquerda	**Direita**

Severidade									
1	2	3	4	5	6	7	8	9	10

Início	Fim

Duração

Local do corpo

Frente	Verso
Esquerda	**Direita**

Severidade									
1	2	3	4	5	6	7	8	9	10

Energia

☆ ☆ ☆ ☆ ☆

Actividade

☆ ☆ ☆ ☆ ☆

Dormir

☆ ☆ ☆ ☆ ☆

Outros Sintomas	Gatilhos	Medidas de alívio

Comentários

Livro de registo da dor

Data :-		Sef	Tef	Quf	Quf	Sef	Sab	Dom

Área de dor

Energia
☆ ☆ ☆ ☆ ☆

Actividade
☆ ☆ ☆ ☆ ☆

Dormir
☆ ☆ ☆ ☆ ☆

Início	Fim

Duração

Local do corpo

Frente	Verso
Esquerda	Direita

Severidade

1	2	3	4	5	6	7	8	9	10

Início	Fim

Duração

Local do corpo

Frente	Verso
Esquerda	Direita

Severidade

1	2	3	4	5	6	7	8	9	10

Início	Fim

Duração

Local do corpo

Frente	Verso
Esquerda	Direita

Severidade

1	2	3	4	5	6	7	8	9	10

Outros Sintomas	Gatilhos	Medidas de alívio

Comentários

Livro de registo da dor

		Sef	Tef	Quf	Quf	Sef	Sab	Dom
Data :-								

Área de dor

Início	Fim
Duração	

Local do corpo	
Frente	Verso
Esquerda	**Direita**

Severidade

1	2	3	4	5	6	7	8	9	10

Início	Fim
Duração	

Local do corpo	
Frente	Verso
Esquerda	**Direita**

Severidade

1	2	3	4	5	6	7	8	9	10

Início	Fim
Duração	

Local do corpo	
Frente	Verso
Esquerda	**Direita**

Severidade

1	2	3	4	5	6	7	8	9	10

Energia

☆ ☆ ☆ ☆ ☆

Actividade

☆ ☆ ☆ ☆ ☆

Dormir

☆ ☆ ☆ ☆ ☆

Outros Sintomas	Gatilhos	Medidas de alívio

Comentários

Livro de registo da dor

Data :-		Sef	Tef	Quf	Quf	Sef	Sab	Dom

Área de dor

Energia
☆ ☆ ☆ ☆ ☆

Actividade
☆ ☆ ☆ ☆ ☆

Dormir
☆ ☆ ☆ ☆ ☆

Início	Fim

Duração

Local do corpo

Frente	Verso
Esquerda	Direita

Severidade

1	2	3	4	5	6	7	8	9	10

Início	Fim

Duração

Local do corpo

Frente	Verso
Esquerda	Direita

Severidade

1	2	3	4	5	6	7	8	9	10

Início	Fim

Duração

Local do corpo

Frente	Verso
Esquerda	Direita

Severidade

1	2	3	4	5	6	7	8	9	10

Outros Sintomas	Gatilhos	Medidas de alívio

Comentários

Livro de registo da dor

Data :-		Sef	Tef	Quf	Quf	Sef	Sab	Dom

Área de dor

Início | Fim
Duração

Local do corpo

Frente	Verso
Esquerda	Direita

Severidade

1	2	3	4	5	6	7	8	9	10

Início | Fim
Duração

Local do corpo

Frente	Verso
Esquerda	Direita

Severidade

1	2	3	4	5	6	7	8	9	10

Início | Fim
Duração

Local do corpo

Frente	Verso
Esquerda	Direita

Severidade

1	2	3	4	5	6	7	8	9	10

Energia
☆ ☆ ☆ ☆ ☆

Actividade
☆ ☆ ☆ ☆ ☆

Dormir
☆ ☆ ☆ ☆ ☆

Outros Sintomas	Gatilhos	Medidas de alívio

Comentários

Livro de registo da dor

Data :-		Sef	Tef	Quf	Quf	Sef	Sab	Dom

Área de dor

Início	Fim

Duração

Local do corpo	
Frente	Verso
Esquerda	Direita

Severidade

1	2	3	4	5	6	7	8	9	10

Início	Fim

Duração

Local do corpo	
Frente	Verso
Esquerda	Direita

Severidade

1	2	3	4	5	6	7	8	9	10

Início	Fim

Duração

Local do corpo	
Frente	Verso
Esquerda	Direita

Severidade

1	2	3	4	5	6	7	8	9	10

Energia

☆ ☆ ☆ ☆ ☆

Actividade

☆ ☆ ☆ ☆ ☆

Dormir

☆ ☆ ☆ ☆ ☆

Outros Sintomas	Gatilhos	Medidas de alívio

Comentários

Livro de registo da dor

Data :-		Sef	Tef	Quf	Quf	Sef	Sab	Dom

Área de dor

Início	Fim	Local do corpo	
Duração		Frente	Verso
		Esquerda	Direita

Severidade

1	2	3	4	5	6	7	8	9	10

Início	Fim	Local do corpo	
Duração		Frente	Verso
		Esquerda	Direita

Severidade

1	2	3	4	5	6	7	8	9	10

Início	Fim	Local do corpo	
Duração		Frente	Verso
		Esquerda	Direita

Severidade

1	2	3	4	5	6	7	8	9	10

Energia

☆ ☆ ☆ ☆ ☆

Actividade

☆ ☆ ☆ ☆ ☆

Dormir

☆ ☆ ☆ ☆ ☆

Outros Sintomas	Gatilhos	Medidas de alívio

Comentários

Livro de registo da dor

Data :-		Sef	Tef	Quf	Quf	Sef	Sab	Dom

Área de dor

Energia
☆ ☆ ☆ ☆ ☆

Actividade
☆ ☆ ☆ ☆ ☆

Dormir
☆ ☆ ☆ ☆ ☆

Início	Fim	Local do corpo	
Duração		Frente	Verso
		Esquerda	Direita

Severidade

1	2	3	4	5	6	7	8	9	10

Início	Fim	Local do corpo	
Duração		Frente	Verso
		Esquerda	Direita

Severidade

1	2	3	4	5	6	7	8	9	10

Início	Fim	Local do corpo	
Duração		Frente	Verso
		Esquerda	Direita

Severidade

1	2	3	4	5	6	7	8	9	10

Outros Sintomas	Gatilhos	Medidas de alívio

Comentários

Livro de registo da dor

Data :-		Sef	Tef	Quf	Quf	Sef	Sab	Dom

Área de dor

Início / Fim / Duração / Local do corpo

Início	Fim

Duração

Local do corpo	
Frente	Verso
Esquerda	Direita

Severidade

1	2	3	4	5	6	7	8	9	10

Início	Fim

Duração

Local do corpo	
Frente	Verso
Esquerda	Direita

Severidade

1	2	3	4	5	6	7	8	9	10

Início	Fim

Duração

Local do corpo	
Frente	Verso
Esquerda	Direita

Severidade

1	2	3	4	5	6	7	8	9	10

Energia

☆ ☆ ☆ ☆ ☆

Actividade

☆ ☆ ☆ ☆ ☆

Dormir

☆ ☆ ☆ ☆ ☆

Outros Sintomas	Gatilhos	Medidas de alívio

Comentários

Livro de registo da dor

Data :-		Sef	Tef	Quf	Quf	Sef	Sab	Dom

Área de dor

Início	Fim
Duração	

Local do corpo	
Frente	Verso
Esquerda	Direita

Severidade

1	2	3	4	5	6	7	8	9	10

Início	Fim
Duração	

Local do corpo	
Frente	Verso
Esquerda	Direita

Severidade

1	2	3	4	5	6	7	8	9	10

Início	Fim
Duração	

Local do corpo	
Frente	Verso
Esquerda	Direita

Severidade

1	2	3	4	5	6	7	8	9	10

Energia

☆ ☆ ☆ ☆ ☆

Actividade

☆ ☆ ☆ ☆ ☆

Dormir

☆ ☆ ☆ ☆ ☆

Outros Sintomas	Gatilhos	Medidas de alívio

Comentários

Livro de registo da dor

Data :-		Sef	Tef	Quf	Quf	Sef	Sab	Dom

Área de dor

Início	Fim

Duração

Local do corpo

Frente	Verso
Esquerda	**Direita**

Severidade
1	2	3	4	5	6	7	8	9	10

Início	Fim

Duração

Local do corpo

Frente	Verso
Esquerda	**Direita**

Severidade
1	2	3	4	5	6	7	8	9	10

Início	Fim

Duração

Local do corpo

Frente	Verso
Esquerda	**Direita**

Severidade
1	2	3	4	5	6	7	8	9	10

Energia

☆ ☆ ☆ ☆ ☆

Actividade

☆ ☆ ☆ ☆ ☆

Dormir

☆ ☆ ☆ ☆ ☆

Outros Sintomas	Gatilhos	Medidas de alívio

Comentários

Livro de registo da dor

Data :-		Sef	Tef	Quf	Quf	Sef	Sab	Dom

Área de dor

Início	Fim

Duração	

Local do corpo

Frente	Verso
Esquerda	**Direita**

Severidade

1	2	3	4	5	6	7	8	9	10

Início	Fim

Duração	

Local do corpo

Frente	Verso
Esquerda	**Direita**

Severidade

1	2	3	4	5	6	7	8	9	10

Início	Fim

Duração	

Local do corpo

Frente	Verso
Esquerda	**Direita**

Severidade

1	2	3	4	5	6	7	8	9	10

Energia

☆ ☆ ☆ ☆ ☆

Actividade

☆ ☆ ☆ ☆ ☆

Dormir

☆ ☆ ☆ ☆ ☆

Outros Sintomas	Gatilhos	Medidas de alívio

Comentários

Livro de registo da dor

Data :-		Sef	Tef	Quf	Quf	Sef	Sab	Dom

Área de dor

Início	Fim		Local do corpo	
Duração			Frente	Verso
			Esquerda	Direita

Severidade

1	2	3	4	5	6	7	8	9	10

Início	Fim		Local do corpo	
Duração			Frente	Verso
			Esquerda	Direita

Severidade

1	2	3	4	5	6	7	8	9	10

Início	Fim		Local do corpo	
Duração			Frente	Verso
			Esquerda	Direita

Severidade

1	2	3	4	5	6	7	8	9	10

Energia

☆ ☆ ☆ ☆ ☆

Actividade

☆ ☆ ☆ ☆ ☆

Dormir

☆ ☆ ☆ ☆ ☆

Outros Sintomas	Gatilhos	Medidas de alívio

Comentários

Livro de registo da dor

Data :-		Sef	Tef	Quf	Quf	Sef	Sab	Dom

Área de dor

Início	Fim		Local do corpo	
Duração			Frente	Verso
			Esquerda	Direita

Severidade

1	2	3	4	5	6	7	8	9	10

Início	Fim		Local do corpo	
Duração			Frente	Verso
			Esquerda	Direita

Severidade

1	2	3	4	5	6	7	8	9	10

Início	Fim		Local do corpo	
Duração			Frente	Verso
			Esquerda	Direita

Severidade

1	2	3	4	5	6	7	8	9	10

Energia

☆ ☆ ☆ ☆ ☆

Actividade

☆ ☆ ☆ ☆ ☆

Dormir

☆ ☆ ☆ ☆ ☆

Outros Sintomas	Gatilhos	Medidas de alívio

Comentários

Livro de registo da dor

Data :-		Sef	Tef	Quf	Quf	Sef	Sab	Dom

Área de dor

Início	Fim

Duração

Local do corpo	
Frente	Verso
Esquerda	Direita

Severidade

1	2	3	4	5	6	7	8	9	10

Início	Fim

Duração

Local do corpo	
Frente	Verso
Esquerda	Direita

Severidade

1	2	3	4	5	6	7	8	9	10

Início	Fim

Duração

Local do corpo	
Frente	Verso
Esquerda	Direita

Severidade

1	2	3	4	5	6	7	8	9	10

Energia

☆ ☆ ☆ ☆ ☆

Actividade

☆ ☆ ☆ ☆ ☆

Dormir

☆ ☆ ☆ ☆ ☆

Outros Sintomas	Gatilhos	Medidas de alívio

Comentários

Livro de registo da dor

Data :-		Sef	Tef	Quf	Quf	Sef	Sab	Dom

Área de dor

Início	Fim

Duração

Local do corpo

Frente	Verso
Esquerda	Direita

Severidade

1	2	3	4	5	6	7	8	9	10

Início	Fim

Duração

Local do corpo

Frente	Verso
Esquerda	Direita

Severidade

1	2	3	4	5	6	7	8	9	10

Início	Fim

Duração

Local do corpo

Frente	Verso
Esquerda	Direita

Severidade

1	2	3	4	5	6	7	8	9	10

Energia

☆ ☆ ☆ ☆ ☆

Actividade

☆ ☆ ☆ ☆ ☆

Dormir

☆ ☆ ☆ ☆ ☆

Outros Sintomas	Gatilhos	Medidas de alívio

Comentários

Livro de registo da dor

Data :-		Sef	Tef	Quf	Quf	Sef	Sab	Dom

Área de dor

Início	Fim

Duração

Local do corpo

Frente	Verso
Esquerda	**Direita**

Severidade

1	2	3	4	5	6	7	8	9	10

Início	Fim

Duração

Local do corpo

Frente	Verso
Esquerda	**Direita**

Severidade

1	2	3	4	5	6	7	8	9	10

Início	Fim

Duração

Local do corpo

Frente	Verso
Esquerda	**Direita**

Severidade

1	2	3	4	5	6	7	8	9	10

Energia

☆ ☆ ☆ ☆ ☆

Actividade

☆ ☆ ☆ ☆ ☆

Dormir

☆ ☆ ☆ ☆ ☆

Outros Sintomas	Gatilhos	Medidas de alívio

Comentários

Livro de registo da dor

Data :-		Sef	Tef	Quf	Quf	Sef	Sab	Dom

Área de dor

Início	Fim

Duração	

Local do corpo	

Frente	Verso
Esquerda	Direita

Severidade

1	2	3	4	5	6	7	8	9	10

Início	Fim

Duração	

Local do corpo	

Frente	Verso
Esquerda	Direita

Severidade

1	2	3	4	5	6	7	8	9	10

Início	Fim

Duração	

Local do corpo	

Frente	Verso
Esquerda	Direita

Severidade

1	2	3	4	5	6	7	8	9	10

Energia

☆ ☆ ☆ ☆ ☆

Actividade

☆ ☆ ☆ ☆ ☆

Dormir

☆ ☆ ☆ ☆ ☆

Outros Sintomas	Gatilhos	Medidas de alívio

Comentários

Livro de registo da dor

Data :-		Sef	Tef	Quf	Quf	Sef	Sab	Dom

Área de dor

Início	Fim

Duração	

Local do corpo

Frente	Verso
Esquerda	**Direita**

Severidade

1	2	3	4	5	6	7	8	9	10

Início	Fim

Duração	

Local do corpo

Frente	Verso
Esquerda	**Direita**

Severidade

1	2	3	4	5	6	7	8	9	10

Início	Fim

Duração	

Local do corpo

Frente	Verso
Esquerda	**Direita**

Severidade

1	2	3	4	5	6	7	8	9	10

Energia

☆ ☆ ☆ ☆ ☆

Actividade

☆ ☆ ☆ ☆ ☆

Dormir

☆ ☆ ☆ ☆ ☆

Outros Sintomas	Gatilhos	Medidas de alívio

Comentários

Livro de registo da dor

Data :-	Sef	Tef	Quf	Quf	Sef	Sab	Dom

Área de dor

Energia
☆ ☆ ☆ ☆ ☆

Actividade
☆ ☆ ☆ ☆ ☆

Dormir
☆ ☆ ☆ ☆ ☆

Início	Fim

Duração	

Local do corpo

Frente	Verso
Esquerda	Direita

Severidade

1	2	3	4	5	6	7	8	9	10

Início	Fim

Duração	

Local do corpo

Frente	Verso
Esquerda	Direita

Severidade

1	2	3	4	5	6	7	8	9	10

Início	Fim

Duração	

Local do corpo

Frente	Verso
Esquerda	Direita

Severidade

1	2	3	4	5	6	7	8	9	10

Outros Sintomas	Gatilhos	Medidas de alívio

Comentários

Livro de registo da dor

Data :-		Sef	Tef	Quf	Quf	Sef	Sab	Dom

Área de dor

Início	Fim

Duração

Local do corpo

Frente	Verso
Esquerda	**Direita**

Severidade

1	2	3	4	5	6	7	8	9	10

Início	Fim

Duração

Local do corpo

Frente	Verso
Esquerda	**Direita**

Severidade

1	2	3	4	5	6	7	8	9	10

Início	Fim

Duração

Local do corpo

Frente	Verso
Esquerda	**Direita**

Severidade

1	2	3	4	5	6	7	8	9	10

Energia

☆ ☆ ☆ ☆ ☆

Actividade

☆ ☆ ☆ ☆ ☆

Dormir

☆ ☆ ☆ ☆ ☆

Outros Sintomas	Gatilhos	Medidas de alívio

Comentários

Livro de registo da dor

Data :-	Sef	Tef	Quf	Quf	Sef	Sab	Dom

Área de dor

Início	Fim	Local do corpo
Duração		Frente · Verso
		Esquerda · Direita

Severidade
1	2	3	4	5	6	7	8	9	10

Início	Fim	Local do corpo
Duração		Frente · Verso
		Esquerda · Direita

Severidade
1	2	3	4	5	6	7	8	9	10

Início	Fim	Local do corpo
Duração		Frente · Verso
		Esquerda · Direita

Severidade
1	2	3	4	5	6	7	8	9	10

Energia
☆ ☆ ☆ ☆ ☆

Actividade
☆ ☆ ☆ ☆ ☆

Dormir
☆ ☆ ☆ ☆ ☆

Outros Sintomas	Gatilhos	Medidas de alívio

Comentários

Livro de registo da dor

Data :-		Sef	Tef	Quf	Quf	Sef	Sab	Dom

Área de dor

Início	Fim

Duração

Local do corpo

Frente	Verso
Esquerda	**Direita**

Severidade

1	2	3	4	5	6	7	8	9	10

Início	Fim

Duração

Local do corpo

Frente	Verso
Esquerda	**Direita**

Severidade

1	2	3	4	5	6	7	8	9	10

Início	Fim

Duração

Local do corpo

Frente	Verso
Esquerda	**Direita**

Severidade

1	2	3	4	5	6	7	8	9	10

Energia

☆ ☆ ☆ ☆ ☆

Actividade

☆ ☆ ☆ ☆ ☆

Dormir

☆ ☆ ☆ ☆ ☆

Outros Sintomas	Gatilhos	Medidas de alívio

Comentários

Livro de registo da dor

Data :-		Sef	Tef	Quf	Quf	Sef	Sab	Dom

Área de dor

Início	Fim

Duração	

Local do corpo

Frente	Verso
Esquerda	Direita

Severidade

1	2	3	4	5	6	7	8	9	10

Início	Fim

Duração	

Local do corpo

Frente	Verso
Esquerda	Direita

Severidade

1	2	3	4	5	6	7	8	9	10

Início	Fim

Duração	

Local do corpo

Frente	Verso
Esquerda	Direita

Severidade

1	2	3	4	5	6	7	8	9	10

Energia

☆ ☆ ☆ ☆ ☆

Actividade

☆ ☆ ☆ ☆ ☆

Dormir

☆ ☆ ☆ ☆ ☆

Outros Sintomas	Gatilhos	Medidas de alívio

Comentários

Livro de registo da dor

Data :-		Sef	Tef	Quf	Quf	Sef	Sab	Dom

Área de dor

Início	Fim

Duração

Local do corpo

Frente	Verso
Esquerda	**Direita**

Severidade

1	2	3	4	5	6	7	8	9	10

Início	Fim

Duração

Local do corpo

Frente	Verso
Esquerda	**Direita**

Severidade

1	2	3	4	5	6	7	8	9	10

Início	Fim

Duração

Local do corpo

Frente	Verso
Esquerda	**Direita**

Severidade

1	2	3	4	5	6	7	8	9	10

Energia

☆ ☆ ☆ ☆ ☆

Actividade

☆ ☆ ☆ ☆ ☆

Dormir

☆ ☆ ☆ ☆ ☆

Outros Sintomas	Gatilhos	Medidas de alívio

Comentários

Livro de registo da dor

Data :-		Sef	Tef	Quf	Quf	Sef	Sab	Dom

Área de dor

Início	Fim	Local do corpo	
Duração		Frente	Verso
		Esquerda	Direita

Severidade

1	2	3	4	5	6	7	8	9	10

Início	Fim	Local do corpo	
Duração		Frente	Verso
		Esquerda	Direita

Severidade

1	2	3	4	5	6	7	8	9	10

Início	Fim	Local do corpo	
Duração		Frente	Verso
		Esquerda	Direita

Severidade

1	2	3	4	5	6	7	8	9	10

Energia

☆ ☆ ☆ ☆ ☆

Actividade

☆ ☆ ☆ ☆ ☆

Dormir

☆ ☆ ☆ ☆ ☆

Outros Sintomas	Gatilhos	Medidas de alívio

Comentários

Livro de registo da dor

Data :- | Sef | Tef | Quf | Quf | Sef | Sab | Dom

Área de dor

Energia
☆ ☆ ☆ ☆ ☆

Actividade
☆ ☆ ☆ ☆ ☆

Dormir
☆ ☆ ☆ ☆ ☆

Início	Fim

Duração

Local do corpo

Frente	Verso
Esquerda	**Direita**

Severidade

1	2	3	4	5	6	7	8	9	10

Início	Fim

Duração

Local do corpo

Frente	Verso
Esquerda	**Direita**

Severidade

1	2	3	4	5	6	7	8	9	10

Início	Fim

Duração

Local do corpo

Frente	Verso
Esquerda	**Direita**

Severidade

1	2	3	4	5	6	7	8	9	10

Outros Sintomas	Gatilhos	Medidas de alívio

Comentários

Livro de registo da dor

Data :-		Sef	Tef	Quf	Quf	Sef	Sab	Dom

Área de dor

Início	Fim

Duração

Local do corpo

Frente	Verso
Esquerda	Direita

Severidade

1	2	3	4	5	6	7	8	9	10

Início	Fim

Duração

Local do corpo

Frente	Verso
Esquerda	Direita

Severidade

1	2	3	4	5	6	7	8	9	10

Início	Fim

Duração

Local do corpo

Frente	Verso
Esquerda	Direita

Severidade

1	2	3	4	5	6	7	8	9	10

Energia

☆ ☆ ☆ ☆ ☆

Actividade

☆ ☆ ☆ ☆ ☆

Dormir

☆ ☆ ☆ ☆ ☆

Outros Sintomas	Gatilhos	Medidas de alívio

Comentários

Livro de registo da dor

Data :-	Sef	Tef	Quf	Quf	Sef	Sab	Dom

Área de dor

Início	Fim

Duração

Local do corpo

Frente	Verso
Esquerda	**Direita**

Severidade

1	2	3	4	5	6	7	8	9	10

Início	Fim

Duração

Local do corpo

Frente	Verso
Esquerda	**Direita**

Severidade

1	2	3	4	5	6	7	8	9	10

Início	Fim

Duração

Local do corpo

Frente	Verso
Esquerda	**Direita**

Severidade

1	2	3	4	5	6	7	8	9	10

Energia

☆ ☆ ☆ ☆ ☆

Actividade

☆ ☆ ☆ ☆ ☆

Dormir

☆ ☆ ☆ ☆ ☆

Outros Sintomas	Gatilhos	Medidas de alívio

Comentários

Livro de registo da dor

Data :-		Sef	Tef	Quf	Quf	Sef	Sab	Dom

Área de dor

Início	Fim

Duração	

Local do corpo

Frente	Verso
Esquerda	Direita

Severidade

1	2	3	4	5	6	7	8	9	10

Início	Fim

Duração	

Local do corpo

Frente	Verso
Esquerda	Direita

Severidade

1	2	3	4	5	6	7	8	9	10

Início	Fim

Duração	

Local do corpo

Frente	Verso
Esquerda	Direita

Severidade

1	2	3	4	5	6	7	8	9	10

Energia

☆ ☆ ☆ ☆ ☆

Actividade

☆ ☆ ☆ ☆ ☆

Dormir

☆ ☆ ☆ ☆ ☆

Outros Sintomas	Gatilhos	Medidas de alívio

Comentários

Livro de registo da dor

Data :-		Sef	Tef	Quf	Quf	Sef	Sab	Dom

Área de dor

Início	Fim
Duração	

Local do corpo	
Frente	Verso
Esquerda	Direita

Severidade

1	2	3	4	5	6	7	8	9	10

Início	Fim
Duração	

Local do corpo	
Frente	Verso
Esquerda	Direita

Severidade

1	2	3	4	5	6	7	8	9	10

Início	Fim
Duração	

Local do corpo	
Frente	Verso
Esquerda	Direita

Severidade

1	2	3	4	5	6	7	8	9	10

Energia

☆ ☆ ☆ ☆ ☆

Actividade

☆ ☆ ☆ ☆ ☆

Dormir

☆ ☆ ☆ ☆ ☆

Outros Sintomas	Gatilhos	Medidas de alívio

Comentários

Livro de registo da dor

Data :-		Sef	Tef	Quf	Quf	Sef	Sab	Dom

Área de dor

Energia
☆ ☆ ☆ ☆ ☆
Actividade
☆ ☆ ☆ ☆ ☆
Dormir
☆ ☆ ☆ ☆ ☆

Registo 1

Início	Fim

Duração

Local do corpo

Frente	Verso
Esquerda	**Direita**

Severidade

1	2	3	4	5	6	7	8	9	10

Registo 2

Início	Fim

Duração

Local do corpo

Frente	Verso
Esquerda	**Direita**

Severidade

1	2	3	4	5	6	7	8	9	10

Registo 3

Início	Fim

Duração

Local do corpo

Frente	Verso
Esquerda	**Direita**

Severidade

1	2	3	4	5	6	7	8	9	10

Outros Sintomas	Gatilhos	Medidas de alívio

Comentários

Livro de registo da dor

Data :-		Sef	Tef	Quf	Quf	Sef	Sab	Dom

Área de dor

Início	Fim

Duração	

Local do corpo

Frente	Verso
Esquerda	**Direita**

Severidade

1	2	3	4	5	6	7	8	9	10

Início	Fim

Duração	

Local do corpo

Frente	Verso
Esquerda	**Direita**

Severidade

1	2	3	4	5	6	7	8	9	10

Início	Fim

Duração	

Local do corpo

Frente	Verso
Esquerda	**Direita**

Severidade

1	2	3	4	5	6	7	8	9	10

Energia

☆ ☆ ☆ ☆ ☆

Actividade

☆ ☆ ☆ ☆ ☆

Dormir

☆ ☆ ☆ ☆ ☆

Outros Sintomas	Gatilhos	Medidas de alívio

Comentários

Livro de registo da dor

Data :-		Sef	Tef	Quf	Quf	Sef	Sab	Dom

Área de dor

Início	Fim

Duração

Local do corpo

Frente	Verso
Esquerda	Direita

Severidade

1	2	3	4	5	6	7	8	9	10

Início	Fim

Duração

Local do corpo

Frente	Verso
Esquerda	Direita

Severidade

1	2	3	4	5	6	7	8	9	10

Início	Fim

Duração

Local do corpo

Frente	Verso
Esquerda	Direita

Severidade

1	2	3	4	5	6	7	8	9	10

Energia

☆ ☆ ☆ ☆ ☆

Actividade

☆ ☆ ☆ ☆ ☆

Dormir

☆ ☆ ☆ ☆ ☆

Outros Sintomas	Gatilhos	Medidas de alívio

Comentários

Livro de registo da dor

Data :-		Sef	Tef	Quf	Quf	Sef	Sab	Dom

Área de dor

Energia
☆ ☆ ☆ ☆ ☆

Actividade
☆ ☆ ☆ ☆ ☆

Dormir
☆ ☆ ☆ ☆ ☆

Início	Fim

Duração

Local do corpo

Frente	Verso
Esquerda	**Direita**

Severidade

1	2	3	4	5	6	7	8	9	10

Início	Fim

Duração

Local do corpo

Frente	Verso
Esquerda	**Direita**

Severidade

1	2	3	4	5	6	7	8	9	10

Início	Fim

Duração

Local do corpo

Frente	Verso
Esquerda	**Direita**

Severidade

1	2	3	4	5	6	7	8	9	10

Outros Sintomas	Gatilhos	Medidas de alívio

Comentários

Livro de registo da dor

Data :-		Sef	Tef	Quf	Quf	Sef	Sab	Dom

Área de dor

Início	Fim

Duração

Local do corpo

Frente	Verso
Esquerda	**Direita**

Severidade

1	2	3	4	5	6	7	8	9	10

Início	Fim

Duração

Local do corpo

Frente	Verso
Esquerda	**Direita**

Severidade

1	2	3	4	5	6	7	8	9	10

Início	Fim

Duração

Local do corpo

Frente	Verso
Esquerda	**Direita**

Severidade

1	2	3	4	5	6	7	8	9	10

Energia

☆ ☆ ☆ ☆ ☆

Actividade

☆ ☆ ☆ ☆ ☆

Dormir

☆ ☆ ☆ ☆ ☆

Outros Sintomas	Gatilhos	Medidas de alívio

Comentários

Livro de registo da dor

Data :-		Sef	Tef	Quf	Quf	Sef	Sab	Dom

Área de dor

Início	Fim

Duração

Local do corpo

Frente	Verso
Esquerda	Direita

Severidade									
1	2	3	4	5	6	7	8	9	10

Início	Fim

Duração

Local do corpo

Frente	Verso
Esquerda	Direita

Severidade									
1	2	3	4	5	6	7	8	9	10

Início	Fim

Duração

Local do corpo

Frente	Verso
Esquerda	Direita

Severidade									
1	2	3	4	5	6	7	8	9	10

Energia

☆ ☆ ☆ ☆ ☆

Actividade

☆ ☆ ☆ ☆ ☆

Dormir

☆ ☆ ☆ ☆ ☆

Outros Sintomas	Gatilhos	Medidas de alívio

Comentários

Livro de registo da dor

Data :-		Sef	Tef	Quf	Quf	Sef	Sab	Dom

Área de dor

Energia

☆ ☆ ☆ ☆ ☆

Actividade

☆ ☆ ☆ ☆ ☆

Dormir

☆ ☆ ☆ ☆ ☆

Início	Fim

Duração

Local do corpo

Frente	Verso
Esquerda	Direita

Severidade

1	2	3	4	5	6	7	8	9	10

Início	Fim

Duração

Local do corpo

Frente	Verso
Esquerda	Direita

Severidade

1	2	3	4	5	6	7	8	9	10

Início	Fim

Duração

Local do corpo

Frente	Verso
Esquerda	Direita

Severidade

1	2	3	4	5	6	7	8	9	10

Outros Sintomas	Gatilhos	Medidas de alívio

Comentários

Livro de registo da dor

Data :-		Sef	Tef	Quf	Quf	Sef	Sab	Dom

Área de dor

Início	Fim

Duração

Local do corpo

Frente	Verso
Esquerda	Direita

Severidade

1	2	3	4	5	6	7	8	9	10

Início	Fim

Duração

Local do corpo

Frente	Verso
Esquerda	Direita

Severidade

1	2	3	4	5	6	7	8	9	10

Início	Fim

Duração

Local do corpo

Frente	Verso
Esquerda	Direita

Severidade

1	2	3	4	5	6	7	8	9	10

Energia

☆ ☆ ☆ ☆ ☆

Actividade

☆ ☆ ☆ ☆ ☆

Dormir

☆ ☆ ☆ ☆ ☆

Outros Sintomas	Gatilhos	Medidas de alívio

Comentários

Livro de registo da dor

Data :-		Sef	Tef	Quf	Quf	Sef	Sab	Dom

Área de dor

Energia
☆ ☆ ☆ ☆ ☆

Actividade
☆ ☆ ☆ ☆ ☆

Dormir
☆ ☆ ☆ ☆ ☆

Início	Fim

Duração	

Local do corpo	
Frente	Verso
Esquerda	Direita

Severidade
1	2	3	4	5	6	7	8	9	10

Início	Fim

Duração	

Local do corpo	
Frente	Verso
Esquerda	Direita

Severidade
1	2	3	4	5	6	7	8	9	10

Início	Fim

Duração	

Local do corpo	
Frente	Verso
Esquerda	Direita

Severidade
1	2	3	4	5	6	7	8	9	10

Outros Sintomas	Gatilhos	Medidas de alívio

Comentários

Livro de registo da dor

Data :-		Sef	Tef	Quf	Quf	Sef	Sab	Dom

Área de dor

Início	Fim

Duração

Local do corpo

Frente	Verso
Esquerda	**Direita**

Severidade

1	2	3	4	5	6	7	8	9	10

Início	Fim

Duração

Local do corpo

Frente	Verso
Esquerda	**Direita**

Severidade

1	2	3	4	5	6	7	8	9	10

Início	Fim

Duração

Local do corpo

Frente	Verso
Esquerda	**Direita**

Severidade

1	2	3	4	5	6	7	8	9	10

Energia

☆ ☆ ☆ ☆ ☆

Actividade

☆ ☆ ☆ ☆ ☆

Dormir

☆ ☆ ☆ ☆ ☆

Outros Sintomas	Gatilhos	Medidas de alívio

Comentários

Livro de registo da dor

Data :-		Sef	Tef	Quf	Quf	Sef	Sab	Dom

Área de dor

Início	Fim

Duração	

Local do corpo

Frente	Verso
Esquerda	**Direita**

Severidade

1	2	3	4	5	6	7	8	9	10

Início	Fim

Duração	

Local do corpo

Frente	Verso
Esquerda	**Direita**

Severidade

1	2	3	4	5	6	7	8	9	10

Início	Fim

Duração	

Local do corpo

Frente	Verso
Esquerda	**Direita**

Severidade

1	2	3	4	5	6	7	8	9	10

Energia

☆ ☆ ☆ ☆ ☆

Actividade

☆ ☆ ☆ ☆ ☆

Dormir

☆ ☆ ☆ ☆ ☆

Outros Sintomas	Gatilhos	Medidas de alívio

Comentários

Livro de registo da dor

Data :-		Sef	Tef	Quf	Quf	Sef	Sab	Dom

Área de dor

Início	Fim

Duração

Local do corpo	

Frente	Verso
Esquerda	**Direita**

Severidade

1	2	3	4	5	6	7	8	9	10

Início	Fim

Duração

Local do corpo	

Frente	Verso
Esquerda	**Direita**

Severidade

1	2	3	4	5	6	7	8	9	10

Início	Fim

Duração

Local do corpo	

Frente	Verso
Esquerda	**Direita**

Severidade

1	2	3	4	5	6	7	8	9	10

Energia

☆ ☆ ☆ ☆ ☆

Actividade

☆ ☆ ☆ ☆ ☆

Dormir

☆ ☆ ☆ ☆ ☆

Outros Sintomas	Gatilhos	Medidas de alívio

Comentários

Livro de registo da dor

Data :-		Sef	Tef	Quf	Quf	Sef	Sab	Dom

Área de dor

Início	Fim	Local do corpo	
Duração		Frente	Verso
		Esquerda	Direita

Severidade

1	2	3	4	5	6	7	8	9	10

Início	Fim	Local do corpo	
Duração		Frente	Verso
		Esquerda	Direita

Severidade

1	2	3	4	5	6	7	8	9	10

Início	Fim	Local do corpo	
Duração		Frente	Verso
		Esquerda	Direita

Severidade

1	2	3	4	5	6	7	8	9	10

Energia

☆ ☆ ☆ ☆ ☆

Actividade

☆ ☆ ☆ ☆ ☆

Dormir

☆ ☆ ☆ ☆ ☆

Outros Sintomas	Gatilhos	Medidas de alívio

Comentários

Livro de registo da dor

Data :-		Sef	Tef	Quf	Quf	Sef	Sab	Dom

Área de dor

Início	Fim

Duração

Local do corpo

Frente	Verso
Esquerda	**Direita**

Severidade

1	2	3	4	5	6	7	8	9	10

Início	Fim

Duração

Local do corpo

Frente	Verso
Esquerda	**Direita**

Severidade

1	2	3	4	5	6	7	8	9	10

Início	Fim

Duração

Local do corpo

Frente	Verso
Esquerda	**Direita**

Severidade

1	2	3	4	5	6	7	8	9	10

Energia

☆ ☆ ☆ ☆ ☆

Actividade

☆ ☆ ☆ ☆ ☆

Dormir

☆ ☆ ☆ ☆ ☆

Outros Sintomas	Gatilhos	Medidas de alívio

Comentários

Livro de registo da dor

Data :-		Sef	Tef	Quf	Quf	Sef	Sab	Dom

Área de dor

Início	Fim
Duração	

Local do corpo

Frente	Verso
Esquerda	Direita

Severidade

1	2	3	4	5	6	7	8	9	10

Início	Fim
Duração	

Local do corpo

Frente	Verso
Esquerda	Direita

Severidade

1	2	3	4	5	6	7	8	9	10

Início	Fim
Duração	

Local do corpo

Frente	Verso
Esquerda	Direita

Severidade

1	2	3	4	5	6	7	8	9	10

Energia

☆ ☆ ☆ ☆ ☆

Actividade

☆ ☆ ☆ ☆ ☆

Dormir

☆ ☆ ☆ ☆ ☆

Outros Sintomas	Gatilhos	Medidas de alívio

Comentários

Livro de registo da dor

Data :-		Sef	Tef	Quf	Quf	Sef	Sab	Dom

Área de dor

Início	Fim

Duração	

Local do corpo	
Frente	Verso
Esquerda	Direita

Severidade

1	2	3	4	5	6	7	8	9	10

Início	Fim

Duração	

Local do corpo	
Frente	Verso
Esquerda	Direita

Severidade

1	2	3	4	5	6	7	8	9	10

Início	Fim

Duração	

Local do corpo	
Frente	Verso
Esquerda	Direita

Severidade

1	2	3	4	5	6	7	8	9	10

Energia

☆ ☆ ☆ ☆ ☆

Actividade

☆ ☆ ☆ ☆ ☆

Dormir

☆ ☆ ☆ ☆ ☆

Outros Sintomas	Gatilhos	Medidas de alívio

Comentários
